DES

SOINS A DONNER

A LA

NOUVELLE ACCOUCHÉE

ESSAI

DE

DESCRIPTION CLINIQUE

DE LA PHYSIOLOGIE PUERPÉRALE

PAR

Alexandre PETIT

DOCTEUR EN MÉDECINE

ANCIEN ÉLÈVE DES HÔPITAUX DE PARIS.

PARIS

A. PARENT, IMPRIMEUR DE LA FACULTÉ DE MÉDECINE

RUE MONSIEUR-LE-PRINCE, 31

1868

DES

SOINS A DONNER

A LA

NOUVELLE ACCOUCHÉE

ESSAI

DE

DESCRIPTION CLINIQUE

DE LA PHYSIOLOGIE PUERPÉRALE

PAR

Alexandre PETIT

DOCTEUR EN MÉDECINE

ANCIEN ÉLÈVE DES HÔPITAUX DE PARIS.

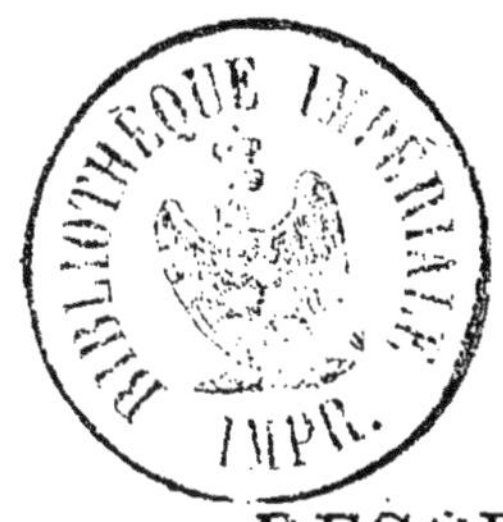

PARIS

A PARENT, IMPRIMEUR DE LA FACULTÉ DE MÉDECINE

RUE MONSIEUR-LE-PRINCE, 31

—

1868

DES

SUITES DE COUCHES

ESSAI

DE

DESCRIPTION CLINIQUE

DE LA PHYSIOLOGIE PUERPÉRALE

> (L'époque la plus intéressante de la vie de
> la femme est celle de ses souffrances et de ses
> dangers : gloire à l'art qui lui offre des moyens
> de calmer les unes et de prévenir les autres).

Considérations générales sur l'état puerpéral.

Après la délivrance, la femme éprouve un calme bien-
faisant, qui la dédommage de ses longues souffrances; ses
craintes sont dissipées, ses angoisses évanouies : son enfant fixe toutes ses pensées, devient l'objet de toutes ses
sollicitudes; à peine se souvient-elle des douleurs qu'il lui
a coûté; sa joie est inexprimable; elle est mère, que lui
faut-il de plus pour mettre le comble à sa félicité? Mais
qu'on ne s'y trompe pas, ce calme n'indique point qu'elle
est hors de danger; elle est, au contraire, dans un état qui
donne le plus grand empire à l'influence des causes mala-
dives, état particulier, qui n'est ni la santé ni la maladie,
et qu'on désigne sous le nom de *puerpéral*.

Quelques auteurs, Jacquemier, Blot, Tarnier, etc., étendent ses limites depuis le début de la grossesse jusqu'au retour des règles. M. le professeur Monneret les prolonge jusqu'à la fin de l'allaitement; et d'accord en cela avec Béhier, Virchow et Trousseau, il a proposé de faire rentrer dans l'état puerpéral l'évolution menstruelle. M. Lorain est allé plus loin encore. Dans un travail remarquable, dont le titre résume toute sa pensée (*De la Fièvre puerpérale chez la femme, le fœtus et le nouveau-né*. Thèse; Paris, 1855), ce savant auteur a montré qu'il fallait rechercher l'influence de l'état puerpéral non - seulement chez la femme enceinte et la femme au moment de ses règles, mais encore chez le fœtus et chez le nouveau-né. Enfin, pour ne rien omettre de tout ce qui a été écrit dans ces derniers temps sur l'état puerpéral, je mentionnerai l'opinion étrange soutenue devant l'Académie de médecine en 1858, par le professeur Trousseau, ce savant distingué dont la science et le monde médical déplorent si justement a perte : « Un médecin d'infiniment d'esprit, dit-il, M. Lorain, a soutenu, il y a deux ans, une thèse : « De la « Fièvre puerpérale chez la femme, le fœtus et le nouveau- « né. » Je regrette qu'il n'ait pas ajouté : « et chez les « blessés des deux sexes résidant à proximité des salles « d'accouchements. » Il lui aurait été facile de montrer chez les hommes eux-mêmes en temps d'épidémies, et toutes réserves faites sous le rapport des différences d'organisations, des lésions analogues.

Mais, d'après l'opinion du professeur Pajot, opinion généralement admise aujourd'hui, l'état puerpéral commence après l'expulsion du placenta et comprend la série des phénomènes qui se succèdent, et dont chacun est un retour de cet état à la fois physiologique et pathologique à l'état normal, c'est-à-dire au retour des couches, ou du moins à l'époque où les organes de la gestation ont repris le volume et la structure dont la grossesse les avait graduellement éloignés. On en fixe ordinairement le terme à un mois ou six semaines après l'accouchement, et s'il fallait le déterminer d'après les recherches anatomiques, il serait bien plus éloigné encore, puisque Kölliker pense que la réparation de la muqueuse utérine n'est complète que deux ou trois mois après l'accouchement.

La puerpéralité cesse seulement après le retour des règles, époque que le public et les accoucheurs désignent sous le nom de *retour de couches*. Voici une observation de M. le professeur Pajot, qui semblerait bien prouver que l'état puerpéral persiste jusqu'à cette époque : « Une jeune femme primipare accoucha dans le service de P. Dubois, et sortit de l'hôpital des Cliniques le dixième jour après sa délivrance. Comme elle portait aux organes génitaux et à l'anus des végétations dues à la grossesse et nullement à une cause syphilitique, elle rentra à l'hôpital pour y subir quelques cautérisations. Il y avait déjà un mois qu'elle était accouchée, et les règles n'avaient pas encore reparu. Une épidémie de fièvre puerpérale y régnait : la jeune femme en fut atteinte et succomba quarante-huit heures après son admission à l'hôpital. » Ainsi donc, la femme se trouve dans une condition spéciale, sous l'influence de laquelle les maladies prennent un caractère particulier, et ce n'est pas sans raison qu'on a comparé l'état d'une femme en couche à celui d'un homme qui aurait reçu une large blessure, et qu'un défaut de régime ou d'hygiène peut conduire à la mort.

C'est en vain qu'on objecte les exemples de certaines femmes qui, après l'accouchement, reprennent leurs occupations; de celles de certains peuples qui, dès qu'elles sont accouchées, se plongent dans l'eau et vont ensuite reprendre leurs travaux habituels. Ce sont là des observations particulières, d'où l'on ne peut rien conclure de général. Tout concourt, en effet, à augmenter la susceptibilité des femmes en couche : les douleurs qu'elles ont souffertes, les hémorrhagies suite inévitable de l'expulsion du fœtus, les sécrétions nouvelles, et souvent, cela se remarque fréquemment dans les hospices, la tristesse, les chagrins et les préoccupations morales de toutes sortes ; car en lui-même l'accouchement est une triste fonction pour les infortunées que ne soutient point l'espoir de la famille, et qui, tristement abandonnées, n'ont d'autres perspectives que la misère et le déshonneur. Or, en prescrivant aux nouvelles accouchées des règles hygiéniques relatives à leur état, on peut les affranchir, dans un grand nombre de circonstances, de la plupart des accidents qui les menacent, et dont quelques-uns sont si redoutables que la mort ou des infirmités incurables en sont la triste mais inévitable conséquence.

Basé sur ces considérations, mon travail sera divisé en deux parties : dans la première, j'examinerai les phénomènes physiologiques de l'état puerpéral ; dans la seconde, j'étudierai l'hygiène de la femme en couche et les soins indispensables dont l'administration doit être uniquement dirigée par l'accoucheur.

PREMIÈRE PARTIE

Phénomènes physiologiques de l'état puerpéral.

1° État des diverses fonctions après l'accouchement.

Système nerveux. — Le système nerveux, déjà rendu si excitable par la grossesse, est encore plus fortement éprouvé par le travail : aussi la femme qui vient d'accoucher se trouve-t-elle, au moral comme au physique, dans des conditions d'impressionnabilité qui la rendent sensible aux moindres influences. L'ouïe, la vue, tous ses sens sont dans un état de susceptibilité que partage encore son intelligence. Parfois cependant il arrive que la femme n'éprouve aucun des phénomènes nerveux qui sont le résultat de l'ébranlement que ce système a subi pendant le travail. Alors elle ressent à peine une fatigue légère, et les premières heures sont pour elle aussi calmes que dans l'état normal. Au reste, l'accablement profond ou l'excitabilité sont naturellement en rapport avec la susceptibilité normale de la femme, la longueur de l'accouchement et la somme de souffrances qu'elle a subies.

Respiration. — La respiration se fait avec une liberté entière, n'étant plus gênée par le développement de l'utérus ni par les efforts de l'enfantement.

Frissons. — Le plus souvent, immédiatement après l'expulsion du fœtus ou de l'arrière-faix, la femme est prise d'un frisson dont l'intensité, variable, peut aller jusqu'au claquement des dents; mais il ne faut jamais se préoccuper de ce phénomène, même lorsqu'il s'accompagne de fréquence du pouls, car il est fort rare de voir débuter les affections puerpérales à un moment aussi rapproché de la délivrance.

Ce frisson, ou plutôt cette sensation de froid, est si fréquent, qu'on doit le regarder comme la règle, et qu'on doit le désirer même; car s'il se fait attendre, on peut le voir arriver une heure après l'accouchement terminé, et alors on doit craindre ou une hémorrhagie utérine, ou le début d'une phlegmasie grave, ou, comme le fait observer Moreau, les préludes d'une attaque d'éclampsie. On serait porté à croire que ce frisson tient à ce que la femme est restée découverte pendant les derniers moments du travail, si on n'observait en même temps l'élévation de la température.

Premier sommeil. — Les douleurs de l'enfantement sont remplacées par un sentiment de lassitude, d'accablement et tout à la fois de bien-être, pendant lequel la femme se livre au sommeil, à un sommeil paisible et réparateur. En vain pour défendre ce repos si nécessaire et si précieux a-t-on allégué des dangers imaginaires, il faut le respecter. Il suffit d'une surveillance attentive pour empêcher qu'une hémorrhagie ne se déclare et ne s'aggrave, faute d'avoir été reconnue à temps. Je sais qu'autrefois on tenait scrupuleusement les femmes éveillées après le travail, qu'il y avait même auprès de la reine une lectrice chargée de l'empêcher de succomber au sommeil; mais cet usage est aujourd'hui complétement abandonné.

En Chine, la délivrance et les premiers soins donnés à l'enfant sont identiques à ce qui est en usage en Europe;

mais, après la délivrance, la femme est couchée le bassin élevé, les jambes un peu pliées, et on lui fait boire une tasse d'urine d'enfant, mêlée avec une certaine quantité d'eau-de-vie de sorgho (chao-tsiou); on lui recommande de ne pas dormir pendant un certain temps et de ne fermer les yeux que lentement et à des espaces éloignés (1). Je crois que cette recommandation vient d'une remarque assez exacte qu'on a dû faire, mais dont on n'a pas tiré de justes conséquences. En effet, les pertes utérines amènent assez souvent des syncopes qui simulent un assoupissement profond. Les Chinois auront pris pour une cause ce qui n'était que l'effet, et c'est ainsi qu'ils ont défendu le sommeil à la nouvelle accouchée.

Pouls. — Le pouls, qui immédiatement après le travail était serré et fréquent, reprend bientôt son développement et sa souplesse ; le sang ne se porte plus vers l'utérus avec la même activité et conserve encore pendant quelques jours la composition que lui a donnée la grossesse : aussi celui qui s'écoule à l'instant de la délivrance ou peu après forme-t-il un caillot ferme et solide.

Température. — Hecker (2), dans ses études thermométriques chez les nouvelles accouchées, a prouvé incontestablement que, pendant les neuf premiers jours qui suivent l'accouchement, le thermomètre, introduit dans le vagin, accuse une augmentation de la température, qui peut s'élever de 3 degrés au-dessus du chiffre normal ; mais il existe d'assez grandes variations sur ce qui se produit dans les premières vingt-quatre heures qui suivent la déli-

(1) Hureau, De l'accouchement dans la race jaune ; Paris, 1863.
(2) Prager Viert. f. die prakt. Heilk., 1855.

vrance. Après le neuvième jour, l'excès de température décroît progressivement pour retomber au chiffre normal.

Sécrétions et excrétions. — La peau devient, pendant les huit premiers jours qui suivent l'accouchement, le siége d'une activité plus grande ; elle est souple, molle et se couvre d'une douce moiteur, qui se change facilement en une sueur abondante. Cette sueur a une odeur spéciale tirant sur l'aigre, et elle excite, en traversant la peau, un sentiment de picotement ; parfois même elle est en si grande quantité qu'elle peut être suivie d'une éruption miliaire. Ces éruptions étaient plus fréquentes autrefois, parce qu'alors on avait l'habitude de charger les femmes de couvertures pour pousser à la peau.

L'émission des urines ne se fait souvent qu'avec peine, par suite de la compression et du tiraillement que la tête du fœtus a fait éprouver à la vulve et au canal de l'urèthre. Cette difficulté, parfois même cette impossibilité d'uriner peut tenir au relâchement des parois abdominales ou au décubitus seul ; enfin la compression de la vessie, pendant le travail, a pu amener la paralysie de cet organe. Souvent cette accumulation d'urine explique au médecin un état de malaise et de souffrance dont il ne pouvait se rendre compte.

Il y a ordinairement constipation pendant les trois ou quatre premiers jours, et il faut reconnaître que cette constipation est sous la dépendance des causes de la rétention d'urine bien plus que la continuation de celle qui existe vers la fin de la grossesse. Quand elle se prolonge, il en résulte souvent une douleur iliaque, qui peut se compliquer de fièvre et de malaise général. J'indiquerai bientôt les moyens à employer pour combattre cette constipation.

2° *Tranchées utérines.*

Peu de temps après l'accouchement, quelques femmes éprouvent dans le bas-ventre des *coliques passagères,* que l'on a désignées sous le nom de *tranchées utérines.* Ces tranchées, qu'il est très-important de distinguer des douleurs causées par une inflammation péritonéale, se caractérisent par l'intermittence, la dureté de la matrice et l'écoulement d'une petite quantité de sang.

L'utérus durcit, cela est incontestable; il suffit, pour s'en convaincre, de placer la main sur la région hypogastrique, et de plus il occupe des positions variables dans le bassin. Les femmes elles-mêmes accusent la sensation d'une boule roulant dans leur ventre. M. Depaul a vu une de ces soi-disant boules se porter de la fosse iliaque gauche dans la fosse iliaque droite en faisant saillie à travers les parois abdominales. Suivant que la femme est primipare ou multipare, que l'utérus a été plus ou moins distendu dans les couches précédentes, l'accoucheur peut prévoir quelle sera l'intensité des tranchées utérines. Les femmes qui accouchent pour la première fois en sont presque toujours exemptes, à moins qu'elles n'aient eu des hémorrhagies pendant leur grossesse.

Un vieux proverbe dit que, à la première couche, c'est l'enfant qui a les coliques, qu'à la seconde c'est la mère. Bien évidemment il y a là de l'exagération, mais il y a aussi de la vérité. Les femmes dont le ventre a été fortement développé par plusieurs fœtus, et celles dont les contractions utérines ont été trop exagérées pendant l'accouchement, souffrent ordinairement beaucoup des tranchées utérines. La douleur que provoquent les tranchées est quelquefois assez intense pour provoquer l'attention du médecin. On voit des femmes mettre un enfant au monde sans pousser un seul cri : ce sont presque toujours des multipares, et, après la délivrance, elles crient comme si elles accouchaient de nouveau.

L'accoucheur doit se préoccuper des tranchées utérines, car ce sont elles qui conduisent à la métrite (Dubois). Il faut donc tout faire pour calmer cette surexcitation de la malade. J'indiquerai tout à l'heure les moyens d'atténuer ou même de suspendre les tranchées, quand leur persistance ou leur intensité présente des inconvénients sérieux.

Parmi les causes assignées aux contractions de la matrice, la plus fréquente est celle que lui reconnaissait déjà Mauriceau : « Elle vient de caillots de sang formés et retenus dans la matrice, le sang ne sortant pas en liqueur hors de cette partie aussitôt qu'il s'est écoulé de ses vaisseaux. » Toutes les circonstances qui diminuent la force et l'énergie de l'utérus, favorisent les tranchées occasionnées par la sortie de ces caillots sanguins. A cette catégorie de faits s'applique : 1° la remarque faite par les accoucheurs «que les femmes ne sont pas ordinairement tant travaillées de douloureuses tranchées après leur premier accouchement que dans les suivants (Mauriceau), qu'elles sont au contraire d'autant plus exposées à cet accident que l'utérus a été plus distendu par le produit de la conception ; 2° que le fœtus est plus volumineux (Moreau) ; 3° que les tranchées sont plus intenses après un accouchement facile qu'après un accouchement long et difficile (Desormaux). On a pu dire, dans les cas de ce genre, que les tranchées sont un phénomène physiologique (Chailly), qui reconnaît les mêmes causes que le travail de l'enfantement. A la présence des caillots sanguins, regardés par Mauriceau comme la cause la plus ordinaire des tranchées utérines, Mᵐᵉ Boivin ajoutait « le dégorgement des propres parois de la matrice, » et la plupart des accoucheurs qui l'ont suivie ont admis cette nouvelle cause, bien réelle, des contractions douloureuses de l'utérus. « La contraction de l'utérus, insensible et continue tant qu'il n'existe point de résistance, dit Desormeaux (Dict. en 30 vol., t. IX, p. 187), devient intermittente et douloureuse quand elle en éprouve, soit de la part des caillots contenus dans la cavité de cet organe, soit de la part des sucs qui abreuvent les parois. » Pour que les tranchées utérines soient provoquées par l'engorgement de la matrice, deux conditions sont nécessaires : il ne doit pas y avoir seulement engorgement des tissus, il faut encore que cet engorgement soit le résultat d'une hyperémie active : il faut que les fibres musculaires aient conservé toute leur énergie contractile. Il existe des cas dans lesquels le volume de l'utérus ne se réduit pas aussi promptement et aussi complétement que de coutume après l'accouchement, sans qu'il y ait de tranchées utérines ; les fibres musculaires semblent au contraire dans un état d'inertie qu'il faut réveiller par quelques doses de seigle ergoté. L'utérus diminue alors avec une rapidité qui prouve d'une manière évidente l'influence du médicament et, par suite, l'état d'inertie du tissu musculaire. C'est ainsi qu'il faut envisager les tranchées qui accompagnent si souvent les congestions actives de l'utérus dans l'état de vacuité et que l'on ne rencontre pas dans les engorgements passifs ou chroniques. Le nombre des accouchements, la distension de la matrice par un fœtus volumineux, et toutes les autres circonstances regardées comme favorables à la manifestation des tranchées, peuvent prendre une certaine part à leur production ; mais la congestion active de l'uté-

rus, la pléthore locale compliquée ou non de pléthore générale, est l'élément principal.

Dans certains cas enfin, les tranchées ne reconnaissent
aucune des causes que je viens de passer en revue. Elles
sont caractérisées alors par des douleurs vives, exacer-
bantes, plus agaçantes, plus énervantes que les tranchées
physiologiques et qui deviennent quelquefois assez intenses
pour déterminer des accidents nerveux et même des con-
vulsions. Marrotte a dit (*Revue médico-chir.*, 64), que dans
ces cas les tranchées seraient dues à une névralgie lombo-
abdominale. La douleur tiendrait à une irritabilité insolite
des fibres musculaires, dépendant d'un travail long et pénible ; l'utérus endolori serait en proie à une sorte de té-
nesme pouvant produire une névralgie. Il est possible que
l'élément névrosique se mêle parfois aux douleurs des
tranchées, mais il ne faut pas voir dans ce fait accessoire le
point le plus important du phénomène.

Il faudrait bien se garder de confondre les coliques intestinales, les coliques hystériques et surtout une péritonite
ou une métrite, avec le phénomène dont je m'occupe. Les
coliques intestinales, bien que leurs symptômes varient, suivant les causes, seront facilement reconnues ; d'ailleurs, la
plupart du temps, la femme les distingue plus facilement
que le médecin. Les coliques hystériques n'ont pas non
plus les caractères des tranchées. Enfin dans aucun de ces
cas, la douleur n'est suivie d'un écoulement de sang plus
abondant ou de l'expulsion d'un caillot.

Dans la péritonite, la douleur abdominale est continue
et non intermittente. Cette douleur s'exagère beaucoup par
la pression, s'accompagne de frissons prolongés, de vomis-
sements et d'un état fébrile plus ou moins intense ; en
même temps l'écoulement est suspendu ou diminué. La

métrite se distingue des coliques utérines, comme la péritonite, par des frissons, de la fièvre et par la nature de la
douleur. Néanmoins, si la phlegmasie utérine, encore légère,
n'est qu'à son début, et si elle coexiste avec la forme très-
violente des tranchées, elle sera souvent méconnue. Mais
bientôt les tranchées disparaissant, l'erreur ne sera plus
possible. Enfin on ne prendra pas pour des coliques utérines une douleur particulière, signalée par Dewer, douleur vive, continue, se manifestant dès la délivrance et
siégeant au coccyx ou vers la partie inférieure du sacrum.

Quelquefois les tranchées persistent jusqu'à la montée
du lait, puis cessent tout à coup. Les accoucheurs ont aussi
rapporté des exemples où elles ont duré huit ou neuf jours,
uniquement peut-être parce que leur véritable nature avait
passé inaperçue. Le premier jour, on doit donc attendre et
faire comprendre à la femme qu'elles sont les conséquences
inévitables de sa situation. Mais si elles sont très-vives ou
si elles se prolonguent, on doit, suivant le conseil de Velpeau, avoir recours au seigle ergoté, qui sera administré
à la dose de 1 ou 2 grammes en quatre prises, dans le
courant de la journée.

Si les tranchées ont une grande intensité, on pratiquera
quelques frictions sur le ventre avec un liniment contenant
parties égales d'huile d'amandes douces et de laudanum.
A la Clinique, j'ai vu souvent M. Depaul ordonner une po-
tion avec 15 grammes de sp. diacode ou 0,10 d'extrait thé-
baïque. C'est qu'en effet l'opium calme bien ces douleurs,
qui cédent chez la plupart des malades, ou ne sont plus
inquiétantes. Lorsque les tranchées ont été très-fortes et
longtemps persistantes, toute la région abdominale est en-
dolorie et très-sensible à la pression. Alors les quarts de
lavement laudanisé, donnés à une demi-heure d'inter-

valle, réussissent à merveille. Peut-être s'étonnera-t-on de me voir insister ainsi sur le traitement d'un accident que les accoucheurs regardent comme physiologique et auquel beaucoup n'attachent aucune importance, mais, comme l'enseigne le professeur Depaul, cet état négligé peut conduire à l'inflammation utérine, aussi doit-on porter sur lui une attention et des soins particuliers.

Certaines femmes récemment acouchées se plaignent de voir revenir leurs coliques chaque fois qu'elles donnent à teter mais il n'y a là rien d'étonnant pour ceux qui savent quelles relations existent entre les mamelles et l'utérus.

Toutes les fois qu'une excitation quelconque est produite sur l'utérus, elle agit par action réflexe et détermine le développement de la mamelle, comme l'excitation de la mamelle peut elle-même amener la menstruation ou la congestion de l'utérus. C'est ainsi qu'aux îles du Cap-Vert on emploie les cataplasmes de feuilles de palmaChristi pour provoquer les règles, et qu'on rend les femmes capables de nourrir des enfants en dehors de toutes les conditions de maternité, en les plaçant sur des baquets remplis d'une décoction des mêmes feuilles de Palma-Christi (Brown-Séquard.) Au reste l'anatomie nous démontre que le développement des acini de la glande mammaire coïncide avec celui des fibres musculaires de l'utérus. Si l'enfant irrite le sein en le serrant trop fortement, l'utérus pourra être influencé et on verra reparaître les contractions utérines ; mais dans ces cas elles vont en s'affaiblissant de plus en plus, et rarement on est obligé d'intervenir par les moyens que j'indiquais tout à l'heure.

3° *Montée du lait.*

Du troisième au quatrième jour après l'accouchement, souvent plus tôt, rarement plus tard, lorsque les lochies purulentes cessent, et pendant que les tranchées durent encore, il s'opère dans l'économie de la femme une espèce de trouble ou de révolution éphémère, à laquelle on donne le nom de fièvre de lait.

Telle est la définition que donnent les anciens auteurs du phénomène de la montée du lait. Toutes les femmes, dit Capuron, ne sont pas également disposées à la fièvre de lait: celles dont la respiration est très-abondante en sont presque exemptes; il en est de même de celles qui nourrissent, de celles qui ont peu de lait, et de celles qui se livrent habituellement à des travaux pénibles. Au début de la fièvre de lait la nouvelle accouchée ressent un peu plus de malaise qu'à l'ordinaire, la peau est plus sèche, quelquefois elle éprouve des frissons vagues ou même de véritables frissons. Quelque temps après, il se forme une espèce d'irradiation que les physiologistes attribuent à l'ascension du lait. Les mamelles se gonflent, se tendent, et deviennent douloureuses, il s'y manifeste des élancements; les lochies se suppriment; peu à peu le pouls s'anime et s'accélère, la respiration se presse, la chaleur augmente, le visage se colore, les yeux étincellent, la soif est plus ou moins vive; il y a constipation, mal de tête, quelquefois une sorte de léger délire ou de rêvasserie.

Dans la plus haute période le gonflement du sein se propage jusqu'aux clavicules et aux aisselles; la femme alors est obligée d'écarter les bras, qu'elle ne peut approcher du tronc sans souffrir : la respiration est plus ou moins

gênée. Cet état d'excitation ne dure guère que vingt-quatre heures, au bout desquelles il survient une détente générale. Alors tous les symptômes s'apaisent, le gonflement
des seins diminue et le lait coule à flots. — Si cette fièvre
ajoutent les auteurs, se prolonge au delà de vingt-quatre
et surtout de quarante-huit heures, on remarque qu'elle
va en augmentant. Le médecin doit alors redoubler de
soins auprès de la malade, interroger toutes ses fonctions :
cet examen soutenu lui décèlera les complications fâcheuses
qui auraient échappé à une investigation superficielle.

J'arrive aux contemporains. Un premier fait sur lequel
tous sont d'accord, c'est que la fièvre de lait manque, et
même assez souvent, sans que la nouvelle acouchée soit
menacée de ces mille fléaux dont les anciens auteurs présentaient le tableau à nos yeux effrayés. Un second point
sur lequel aussi tous sont d'accord, c'est qu'elle n'est jamais précédée d'un frisson bien caractérisé. Un troisième
fait c'est que tous ceux qui parlent du pouls, proclament
qu'il n'y est jamais très-élevé.

Je dirai pour résumer leurs opinions, que tous ont admis une fièvre de lait à laquelle ils ont ôté beaucoup de
son importance ; que tous conviennent qu'elle n'est pas
nécessaire et qu'elle manque souvent. Malgré le respect que
je professe pour les auteurs dont plusieurs sont mes maî-
tres, j'oserai soutenir que la fièvre de lait n'existe pas et
que loin d'être nécessaire à la montée du lait elle s'oppose
généralement à son ascension, pour peu qu'elle soit in
tense. Ces idées, du reste, je me hâte de le reconnaître,
ont été puisées dans l'enseignement clinique de M. le professeur Depaul. Si la fièvre de lait existait, elle serait en rapport avec l'abondance du liquide sécreté, forte et très-
caractérisée, chez les femmes vigoureuses, aux puissantes

mamelles, chez celles en un mot qui font les fortes nour-
rices; elle devrait être faible et à peine marquée chez
les femmes débiles, chétives, aux mamelles plates, ou
existant à peine.

Mais il est un fait qui prouve bien la vérité que je vou-
drais démontrer, à savoir, qu'il n'y a pas de fièvre de lait,
c'est que chez certaines femmes, et elles sont assez nombreuses, on trouve du lait véritable et en abondance avant
la parturition. On est bien obligé dans ce cas d'avouer qu'il
n'y a pas eu de fièvre de lait, à moins qu'on ne prétende
qu'elle s'est montrée avant l'accès. Cependant que seraient
ces raisons si les faits, loin de les appuyer, venaient les
infirmer? En vain prétendrais-je que la physiologie est
d'accord avec mes idées si les faits venaient les combattre :
mais tel n'est pas le cas. Ici les enseignements de la physiologie et l'observation clinique marchent parfaitement
d'accord, et se prêtant un mutuel soutien battent en brèche
la doctrine de la fièvre de lait. J'ai examiné au point de
vue qui m'occupe un grand nombre d'accouchées pendant
les cinq ou six premiers jours qui suivent l'accouchement,
et j'ai pu me convaincre que la plupart n'avaient pas de
fièvre, à moins qu'on ne donne ce nom à un peu de chaleur à la peau avec sueur, sans céphalalgie et avec un
pouls battant 66 à 80 fois par minute. — Le dimanche
22 mars il s'est fait sept accouchements à l'hôpital des
Cliniques. Ces sept accouchements dont j'ai pris les observations séparément ont résumé pour moi des faits qu'il
serait très-facile de multiplier, mais qui n'auraient pas le
mérite, je dirai même la rareté d'être pris au hasard, puisque les sept accouchements se sont faits le même jour, et
de concourir également à prouver que bon nombre de
nouvelles accouchées sont exemptes de toute espèce de fièvre.

Lorsque les seins gonflent, s'il se manifeste un peu de réaction fébrile, on trouve presque toujours de la douleur en un point du ventre, une déchirure au périnée où des crevasses au sein, ou bien encore des ulcérations aux parties génitales. Smellie attribuait la fièvre de lait à l'engorgement des mamelles. « Les femmes, disait-il, qui ont de bonnes mamelles bien conditionnées, et dont le lait sort aisément, sont rarement ou peut-être jamais sujettes à la fièvre de lait: celles au contraire qui, lorsque la sécrétion laiteuse est faite, n'ont aucun soin de décharger leurs mamelles, y sont beaucoup plus sujettes. » Van Swieten était également convaincu de l'importance pour la nouvelle accouchée de ne pas laisser engorger ses mamelles : J'avais coutume; dit-il, « Solebam 12 post partum horis, postquam « bono somno perfectæ fuerant puerperæ, admovere recens « natos infantes uberibus : Lactis eductio cavet ne mammæ « ultra modum distendantur: ubi autem subito tumebant « mammæ, nec a debiliori infante depleri poterant, ni- « mis turgidæ, suasi ut ab alia muliere, leni succione eva- « cuarentur pro parte, et dein infans uberibu admove- « retur. » Voici enfin une observation de Levret, observation curieuse à plus d'un titre, et qui semble prouver que chez certaines accouchées, l'élévation du pouls, la chaleur et la moiteur, pour peu quelles soient sérieuses, résultent d'une espèce de trop plein des mamelles. « Une malade après avoir mis au monde son premier enfant, essaya de l'allaiter le troisième jour de ses couches, que ses tétons étaient pleins de lait ; mais l'enfant ne put se fixer au téton. On m'appela le jour suivant, et la garde me dit que la malade n'avait pas de mamelons : je l'examinai et ne trouvai que les vestiges de ceux qu'elle aurait dû avoir : cette femme m'avoua que, lorsqu'elle allait à l'école, elle s'imagina avec ses compagnes que c'étaient de petites verrues, et qu'en conséquence elle se les était coupées ; elle fut dont obligée de renoncer à allaiter son enfant. Mais, comme ses mamelles étaient devenues enflées et douloureuses, j'ordonnai qu'on appliquât dessus un cataplasme de pain et de lait, et je tâchai de lui procurer des sueurs douces en la faisant tenir chaudement, et en la faisant boire en abondance. Le lendemain elle fut un peu mieux. Les mamelles étaient plus molles, et de plus les mamelons étaient venus, le lait avait coulé d'autant plus que, quoiqu'elle se fût coupé les mamelons, néanmoins les conduits lacticifères n'étaient pas obstrués. Son pouls était régulier, elle avait été à la selle, paraissait bien en tous points, et avait ses lochies assez abondantes. Vers le septième jour elle eut trois selles lâches qui emportèrent le lait sans qu'il s'ensuivît mauvais effet, et elle se remit fort bien. Les accouchements suivants il n'y eut pas d'accidents. »

C'est une idée tellement enracinée chez les gens du monde, parfois même chez les médecins, qu'une nouvelle accouchée au troisième jour doit avoir la fièvre de lait, que les femmes se plaignent de ne pas l'avoir ; or toutes les fois que le pouls devient fébrile, il y a péril en la demeure et il faut instituer un traitement spécial.

La fièvre de lait n'existe pas, et il y a tout avantage pour la malade à ce que le médecin n'y croie pas ; car s'il est des maladies que rien ne peut faire prévoir, et qui une fois implantées dans l'organisme parcourent invariablement leurs phases sans qu'il soit possible de les arrêter dans leur marche, il en est d'autres dont on peut aisément saisir les premiers symptômes, et que, sous l'influence d'une médication bien instituée, on voit quelquefois s'arrêter, rétrograder et bientôt disparaître. Or près d'une femme en couche le médecin doit toujours être sur ses gardes, parce que la temporisation serait funeste et dangereuse. Un peu d'accélération du pouls, un peu de douleur dont la malade se plaint à peine ; la langue légèrement blanchâtre et même encore naturelle : le médecin croit avoir affaire à la fièvre de lait. Un, deux, trois jours se passent, et puis, tout à coup la scène change, le mal s'aggrave, prend des proportions extrêmes et laisse beaucoup moins de ressources à la thérapeutique du médecin, moins de chances de guérison aux malades.

Pour me résumer, voici en quoi consiste le phénomène de la *sécrétion laiteuse*. Les femmes éprouvent de la douleur à écarter les bras. Les seins sont tendus, douloureux et présentent des nodosités là où les lobules de la glande font saillie. Le pouls oscille entre 60 et 80 pulsations. La peau est moite, la tête un peu lourde. Il faut s'assurer que la femme n'a pas eu de frissons, car presque toutes les maladies des femmes en couche débutent par un frisson. Bientôt le lait monte, les seins gonflent et durcissent de plus en plus : la sécrétion du lait est en pleine vigueur si la femme nourrit son enfant. Si elle ne le nourrit pas ; au bout de douze où vingt-quatre heures, le gonflement du sein tend à diminuer, et le lait à disparaître. On peut voir cependant un suintement laiteux persister jusqu'au retour des règles : mais très-souvent ce suintement n'est manifeste que par les taches qu'il forme sur la ouate, ou les linges de mousseline dont on recouvre les seins.

Beaucoup de femmes et surtout celles qui ne peuvent où ne veulent pas allaiter, ne se croiraient pas en sûreté, si certaines infusions, certains médicaments, ne leur étaient administrés pour faire passer leur lait, comme elles le disent. La canne de Provence, la petite pervenche, jouissent dans le public d'une grande réputation comme antilaiteux. La canne de Provence est inoffensive; mais, selon Desormeaux, la pervenche fatigue l'estomac, donne de la vitesse au pouls et doit être proscrite. Doit-on pour cela rejeter tout à fait les *antilaiteux* et les *purgatifs* qu'on leur associe? Si l'accoucheur manque de les ordonner il s'expose à mille reproches injustes, je veux le croire, mais qui ne lui en font pas moins perdre la confiance de ses malades. Apparaît-il un accident quelconque, c'est au lait répandu que l'on s'en prend, et le tort retombe nécessairement sur le médecin, qui n'a pas chassé ce *funeste lait* à l'époque de la dernière couche. Des préjugés semblables ne justifieraient pas sans doute l'usage des antilaiteux et des purgatifs, s'ils étaient aussi dangereux que quelques personnes se plaisent à le dire, et s'ils n'étaient jamais utiles. Mais il n'en est pas ainsi : Velpeau les a fréquemment administrés et affirme qu'il ne leur a point vu produire d'accidents graves; que dans un très-grand nombre de cas ils ont évidemment hâté le rétablissement des fonctions digestives. » A l'hôpital des Cliniques M. Depaul réussit bien à faire passer le lait, en employant à la fois la diète et les purgatifs.

Cependant il est des sécrétions mammaires tenaces, qui résistent à la diète, aux purgatifs répétés et aux nombreux agents antigalactiques qui ont été proposés. « J'emploie en pareil cas, dit Joulin (1), un médicament qui m'a donné de très-bons résultats, c'est l'agaric blanc. J'ai été conduit en 1850 à l'employer d'une manière tout à fait empirique, dans un cas sérieux, où tout avait échoué. L'action exercée par cet agent sur les sécrétions sudorales des phthisiques était la raison de ma tentative.

(1) Joulin. Traité complet d'accouchements; Paris. 1866.

« Lorsqu'on expérimente un médicament nouveau il faut se tenir en garde contre les illusions ; souvent la guérison n'est due qu'à une simple coïncidence, et la médication lui est tout à fait étrangère : mais la première fois que j'employai l'agaric, son efficacité fut tellement manifeste, que je ne pus la mettre en doute. Il s'agissait d'une jeune femme de 18 ans, primipare, qui présenta cette particularité rare, que la sécrétion lactée s'établit chez elle six semaines après le début de la grossesse. Peu à peu cette sécrétion prit des proportions plus sérieuses, et vers le septième mois elle était devenue une cause d'affaiblissement pour cette jeune femme qui n'était pas très-robuste. Le lait coulait en abondance et mouillait plusieurs serviettes chaque jour. J'employai tout à fait inutilement les moyens usités en pareil cas : purgatifs, amers, ferrugineux, suspensoir des seins, applications froides, ventouses sèches et sinapismes à la région dorsale. Je tentai alors l'agaric blanc à la dose d'un gramme par jour en quatre prises et mélangé avec des confitures. Au bout de trois jours la sécrétion avait considérablement diminué ; le huitième elle était tarie. Je continuai l'agaric une semaine encore, et la guérison se maintint jusqu'à l'accouchement. Depuis cette époque j'ai toujours administré l'agaric blanc contre la galactorrhée, et si parfois on ne peut pas très-exactement discerner la part qui lui revient dans la guérison, car, je le répète, il faut tenir compte des coïncidences, et tous les cas ne sont pas aussi nettement tranchés que celui que je viens de rapporter, le plus souvent son action est très-manifeste. Parfois l'agaric fait naître des coliques, mais il ne faut pas s'en préoccuper. On poursuit l'usage du médicament pendant quelques jours après que la sécrétion lactée est arrêtée, en diminuant progressivement les doses, »

4° *Lochies.*

Les lochies consistent en un écoulement qui se fait par la vulve après la délivrance et pendant tout le temps que l'utérus met à revenir à son état ordinaire.

Cet écoulement est fourni surtout par la surface du placenta qu'on a considéré comme une plaie. Cette idée est assez juste ; cependant il ne faudrait pas pousser la comparaison au delà de certaines limites et croire que le travail de réparation qui se manifeste sur ce point est identique par sa marche et ses produits à celui qu'on observe sur les surfaces traumatiques.

M. Pajot admet (*Gazette des Hôpitaux*, 25 février 1862) que la contraction utérine, en appliquant l'une contre l'autre les lèvres des vaisseaux déchirés, devient la cause déterminante de la cicatrisation par première intention. Ce mode de cicatrisation est sans doute très-réel pour les vaisseaux puisqu'on voit leurs orifices oblitérés par des caillots : mais cela ne peut pas se dire de toute la surface du placenta qui après l'accouchement mesure 0,15 de diamètre. Six jours après elle a encore 5 à 6 centimètres. Or sur cette surface les vaisseaux sont oblitérés, mais dans tout le reste de son étendue, la muqueuse est en voie d'exfoliation, et cette condition, non moins que la déchirure primitive, lui donne les conditions d'une plaie. C'est cette surface qui suppure et donne les lochies ; or, si les éléments constituants des lochies ne permettent pas de les considérer comme un produit de suppuration résultant d'un traumatisme ordinaire, il n'en est pas moins vrai que la femme, dans l'état puerpéral, se trouve, au point de vue des dangers qu'elle peut courir, dans des conditions analogues à celle d'une opérée.

Immédiatement après la délivrance et l'issue du flot de sang qui l'accompagne, tout écoulement de sang est suspendu, probablement parce que celui qui transsude de la surface de l'utérus s'accumule dans la cavité de cet organe ; mais bientôt du liquide pur commence à couler. Au bout de douze à quinze heures, ce sang perd de sa consistance, sa couleur devient moins foncée, et après quelque temps, il ne s'écoule plus que de la sérosité sanguinolente.

Les lochies ont été distinguées d'après leur couleur en lochies *sanguinolentes*, lochies *séreuses* et lochies *muco-purulentes* ou laiteuses. La première de ces dénominations pourrait être seule conservée ; les autres sont inexactes et doivent être oubliées. Les dénominations de lochies rouges ou blanches, qui appartiennent au langage vulgaire, me semblent préférables ; elles sont mieux comprises des gardes et des malades qu'on interroge. Il faut donc les employer dans la pratique.

M. Ch. Robin a étudié les éléments constituants des lochies, qui sont extrêmement complexes. Le sang qui s'écoule, de trois à six heures après la délivrance, contient une proportion assez importante de leucocytes, et qui varie de 1 à 10 p. 100. Or, l'élément qui sert à caractériser le pus est le leucocyte, qu'on appelle aussi globule du pus ; mais la constatation des leucocytes est absolument insuffisante pour croire à la suppuration. On sait qu'ils se forment dans un grand nombre de circonstances sans qu'on puisse admettre un phénomène d'inflammation, et ils existent normalement à la surface des muqueuses.

Comme le dit M. Ch. Robin, les leucocytes donnent au pus sa couleur et non sa nature. Ce ne sont pas les leucocytes qui constituent essentiellement le pus, mais bien le sérum. A la fin du premier jour, le liquide qui s'écoule par la vulve ne contient plus qu'un tiers de globules rouges ; les autres éléments sont fournis par les leucocytes isolés ou agglutinés en masses plus ou moins volumineuses par les cellules épithéliales du vagin en nombre variable. Le liquide séro-muqueux qui tient ces éléments en suspension est visqueux, parsemé de granulations moléculaires grisâtres et d'un certain nombre de granulations graisseuses, qu'on ne saurait attribuer aussi prématurément à l'altération des fibres musculaires.

A partir du deuxième jour les leucocytes augmentent et les globules rouges diminuent, les lochies prennent une teinte rougeâtre qui passe au gris jaunâtre à partir du quatrième jour. Cependant, il n'est pas rare de voir reparaître, après la montée du lait, le sang presque aussi coloré qu'après la délivrance. En dehors de cette recrudescence hémorrhagique, et jusqu'à la fin des suites de couches, les leucocytes sont l'élément prédominant des lochies, les granulations grises sont aussi extrêmement abondantes, tandis que les granulations graisseuses diminuent. La nouvelle muqueuse utérine est tapissée par une couche d'un fluide visqueux contenant des granulations grises, des globules de graisse très-nombreux, des hématies, des leucocytes, à partir du dixième jour, des cellules épithéliales, des corps fusiformes et des noyaux embryoplastiques. Mais la nature du liquide lochial ne change pas d'une manière sensible pendant les suites de couches, à partir du moment où le sang ne les colore plus. Les dénominations différentes données aux lochies sont donc inexactes.

Les lochies ont une odeur particulière, *sui generis*, caractéristique, odeur de couches, que Rœderer appelait

gravis odor puerperii. Cette odeur varie considérablement suivant les individus et suivant les soins de propreté.
A l'odeur des lochies se joint aussi celle de la sueur
et du lait qui s'aigrit sur les linges dont les seins sont
garnis. Il arrive parfois que les lochies deviennent fétides.
C'est une circonstance fâcheuse quand elle ne tient pas à la
malpropreté. Elle est presque toujours le signe qu'un
caillot ou quelque autre substance se putréfie dans l'u-
térus.

L'abondance et la durée de l'écoulement varient aux
différentes périodes des suites de couche, mais on peut dire
cependant qu'il est progressivement décroissant. En général, les femmes mouillent dix à quinze serviettes dans les
premières vingt-quatre heures (30 à 50 grammes de sang),
huit dans la deuxième journée, six dans la troisième,
quatre dans la cinquième et deux les jours suivants.

Après la montée du lait l'écoulement diminue de plus en
plus, mais la durée ou l'intensité des lochies n'est pas, autant qu'on veut le dire, en rapport avec l'état habituel de
la menstruation de l'accouchée ou avec le régime plus ou
moins substantiel auquel elle a été soumise pendant la
grossesse.

Dans quelques cas il peut se faire que les lochies qui,
depuis huit ou dix jours, présentaient le caractère muco-
purulent, redeviennent tout à coup sanglantes ; parfois
même il y a des alternatives de disparition et de réappari-
tion. Cela tient, le plus souvent, à des écarts de régime ou
à l'imprudence qu'ont eue les femmes de quitter leur lit
trop tôt. « La prescription d'un repos absolu est le plus
sûr moyen de combattre cet accident. » Malgré cette pré-
caution, si l'écoulement persiste encore deux ou trois
semaines après l'accouchement, il faut en chercher la

cause dans une altération de l'utérus ou des parties voi-
sines, ou même dans l'état général de la malade. En effet,
ne voit-on pas souvent ces lochies sanguines entretenues
par une phlegmasie péritonéale circonscrite, une inflammation de la muqueuse interne, un engorgement chro-
nique de l'un des ovaires, un phlegmon de la fosse iliaque,
des ligaments larges ou du tissu cellulaire péri-utérin ? Il
est urgent de faire le diagnostic de ces affections, car c'est
à elles qu'il faut s'attaquer pour faire disparaître l'écoulement qui n'en est que le symptôme. D'autres fois, et c'est
peut-être le cas le plus commun, l'écoulement tient à une
ulcération du col. Alors il faut cautériser avec l'azotate
d'argent ou le nitrate acide de mercure. Hippocrate pen-
sait que le sexe de l'enfant influait sur la durée des lochies ;
mais l'expérience journalière dément cette assertion du
père de la médecine. Il est très-difficile, pour ne pas dire
impossible, de déterminer la quantité de sang que doit
perdre une femme après l'accouchement. Mais ce qu'il
faut savoir, c'est où commence le domaine de l'hémorrhagie.

L'écoulement des lochies varie non-seulement chez
presque toutes les femmes en couche, mais encore suivant
une foule de circonstances, tant individuelles qu'hygiéniques, telles que la température, la constitution, l'âge, la
manière de vivre de la femme, le régime qu'elle suit pendant ses couches, la saison, le climat qu'elle habite, l'état
ordinaire de la menstruation, la sensibilité propre des
organes génitaux, les affections morales, l'allaitement, etc.
L'écoulement des lochies puriformes se prolonge pendant
un mois ou six semaines, et on les confond souvent avec les
flueurs blanches. Il y a en effet une telle analogie entre ces
deux flux, qu'il est souvent assez difficile d'assigner l'é

poque où finissent les lochies et celle où commencent les flueurs blanches.

On n'oppose guère aux lochies que le renouvellement du linge et des soins de propreté ; on pourrait cependant avoir recours aux injections qui auraient, d'après MM. Piorry et Hervez, l'immense avantage de soustraire la femme aux conditions dans lesquelles se développe la fièvre puerpérale.

Puisque les autopsies de femmes mortes de fièvre puerpérale constatent ce fait : c'est que, chez toutes, l'utérus n'est pas rétracté ; je crois précise l'indication des injections pour les femmes dont le ventre reste douloureux après l'accouchement ; d'autant plus que les mouvements de décroissance ou d'augmentation de volume de l'utérus ont coïncidé avec des changements en bien ou en mal dans l'état général de la femme. Étant admis que la femme en couche est sujette à diverses phlegmasies locales qui, toutes, prennent un caractère de malignité sous l'influence d'une cause épidémique appelée *état puerpéral* ; si l'on empêche ces phlegmasies locales de se produire, la cause épidémique ne pourra plus déterminer ses effets désastreux. Et, en effet, la femme en couche se trouve vis-à-vis de l'épidémie puerpérale dans la même situation qu'un habitant de Paris, atteint de diarrhée, se trouve en face du choléra-morbus : tant que l'utérus ne sera pas revenu à ses dimensions normales, tant que la plaie du placenta ne sera pas cicatrisée, l'accouchée sera exposée aux coups de la fièvre puerpérale. En un mot, cette plaie du placenta, comme la diarrhée du cholérique, sera une porte toute ouverte par où se fera l'invasion du fléau. Alors, de même qu'il faut avant tout arrêter une diarrhée, même légère, en temps de choléra, de même il convient de faire tous ses efforts pour amener la rétraction de la matrice et la cicatrisation de la plaie du placenta. Or, rien ne produira mieux ce résultat que des injections d'eau dans la matrice. Par ce moyen, en effet, on force l'utérus à revenir sur lui-même, et on place l'accouchée dans les mêmes conditions que la femme en dehors de l'état puerpéral.

5° *Retour de l'utérus à son état normal.*

Au troisième jour après l'accouchement et même au cinquième, l'utérus reste encore très-volumineux au-dessus du détroit supérieur. Mais cette mensuration n'est pas aussi facile qu'on pourrait le croire, car les faits démontrent bientôt que, pour la faire exactement, il faut plusieurs conditions, comme de vider la vessie et surtout pratiquer le toucher vaginal uni à la palpation abdominale.

Les parois du ventre n'ont pu augmenter d'étendue pendant la grossesse qu'aux dépens de leur épaisseur, tandis que l'utérus n'a augmenté de volume qu'en s'hypertrophiant, puisqu'à l'état de vacuité il pèse de 55 à 60 grammes, et, qu'aux termes de la gestation il est de 700 à 850 grammes. Au moment de l'accouchement, les parois abdominales ont une souplesse extrême ; elles se moulent naturellement sur le globe utérin, se dépriment tout autour, si bien que, à distance, on aperçoit celui-ci faisant saillie sous les parois soulevées. A ce moment il est facile d'en mesurer l'étendue par le palper. Mais, quelques heures après, quelquefois au bout d'une heure, chez les primipares spécialement, un changement remarquable s'est déjà fait : l'utérus s'est rétracté dans tous ses diamètres, surtout dans les diamètres latéral et antéro-postérieur ; il n'est plus aussi globuleux, maintenant il forme

un ovoïde presque parfait, ordinairement incliné à droite.
Il est quelquefois si étroit, que j'ai vu, sur une femme dont
la vessie distendue par l'urine formait une tumeur globu-
leuse avec relief à l'hypogastre, dix heures après l'accouchement, l'utérus former, en dehors de la ligne blanche,
une seconde tumeur allongée qui s'étendait jusqu'au
foie. Dès que cette femme eut uriné, l'utérus reprit une
position plus centrale et surtout beaucoup moins élevée.
Examiné pendant le premier jour, l'utérus, sous l'influence
de la contractilité organique ou de tissu, offre souvent la
dureté du bois, et, jusqu'au moment de la montée du lait,
garde à peu près le même volume. Il monte presque jusqu'à l'ombilic, et il est très-facile de le limiter, car les parois abdominales conservent encore leur flaccidité. Toute-
fois, chez les primipares, il peut ne monter que jusqu'au
milieu de l'espace qui sépare l'ombilic du pubis ; mais la
sécrétion laiteuse établie, l'utérus se dégorge rapidement ;
il s'aplatit, et les intestins reprenant leur domicile, des-
cendent entre sa face antérieure et la paroi abdominale.

Ce changement est si remarquable qu'on croirait, au
premier moment, que l'utérus a disparu de la cavité du
bassin. Ce n'est ordinairement qu'au cinquième jour que
ce changement est complet ; mais alors on ne le trouve
souvent qu'en refoulant les intestins. Je l'ai toujours trouvé
au-dessus du pubis jusqu'au septième jour, même chez les
primipares ; il n'est pas rare, chez les multipares, de le
sentir jusqu'au neuvième et dixième jour après l'accouchement ; c'est surtout à cette époque qu'on ne pourrait
le retrouver exactement que par le toucher vaginal com-
biné avec la palpation sur l'abdomen.

Mais, lorsqu'une manifestation pathologique se fait, ce

retrait, cette atrophie de l'utérus sont arrêtés ou troublés. Chez les femmes qui avaient eu simplement un embarras gastrique avec un mouvement fébrile pendant un ou deux jours, l'utérus était plus élevé au cinquième jour qu'il ne l'est normalement le troisième. Chez d'autres, atteintes d'accidents inflammatoires légers qui avaient nécessité une application de sangsues, l'utérus était encore, au dixième jour, quelquefois au niveau de l'ombilic. *A priori* il devait en être ainsi, car l'inflammation est, avant tout, une hyperémie sthénique, et un de ses symptômes constitutifs est la tuméfaction.

Pendant la montée du lait, l'utérus est aussi plus gros, plus élevé qu'il ne l'était la veille, sans doute par suite de la sympathie qui unit l'utérus aux mamelles, et M. Dubois enseignait que l'utérus ne se rétracte pas toutes les fois que la femme est atteinte d'un accident fébrile quelconque : fièvre typhoïde, variole, etc. Pour appuyer cette remarque, j'emprunte à la thèse du Dʳ Wieland une citation d'un très-grand intérêt. « Le Dʳ Snow-Beck (*Lancet*, avril 1851) a publié la description de l'utérus d'une jeune fille morte assez longtemps après être accouchée (la date de l'accouchement n'est pas mentionnée). Le sujet avait succombé à une fièvre typhoïde, qui avait duré sept semaines. A l'autopsie, il trouva l'utérus très-volumineux, sans qu'il fût le siége d'aucune lésion ; les organes voisins étaient sains, les parois étaient épaisses, le corps de l'organe était antéfléchi. L'examen microscopique lui montra aussi nettement que possible tous les éléments qui constituent le tissu utérin au neuvième mois de la grossesse. »

Réparation de la surface placentaire. — C'est le point qu'il importe le plus de connaître ; mais j'aurais peu de

choses à en dire sans le remarquable travail de M. le professeur Ch. Robin, inséré dans le *Journal de physiologie* de
M. Brown-Séquard, 1858, t. I, p. 56 (*Mémoire sur quelques
points de l'anatomie et de la physiologie de la muqueuse et
de l'épithelium utérins pendant la grossesse*). « Après l'accouchement, dit M. Robin, la contraction des parois utérines diminue beaucoup l'étendue en surface de la sérotine; elle est réduite bientôt à une largeur de 6 à 8 centimètres environ, et ce diamètre va toujours en diminuant.
D'à peu près circulaire qu'elle était, sa forme devient irré-
gulièrement ovale à grand diamètre dirigé dans le sens
de la longueur de l'utérus, à contour sinueux, dentelé, dé-
chiré. Cette membrane gagne ainsi en épaisseur ce qu'elle
perd en largeur pendant cette contraction ; en même temps
sa surface devient plissée, rugueuse, comme mamelonnée ;
son tissu devient brunâtre ou rougeâtre, se ramollit peu à
peu, prend une surface de consistance muqueuse ou pultacée. » Chez une femme morte quelques jours après l'accouchement, on trouve les restes de la caduque inter-utéro-
placentaire ou sérotine, devenue épaisse de 15 à 18 milli-
mètres et même plus par places. Des bords saillants, irré-
guliers de cette plaque qui est comme appliquée à la face
interne de l'utérus, et qui lui adhèrent intimement, se con-
tinuent avec la mince muqueuse nouvelle qui tapisse le
reste de l'utérus. Celle-ci est rosée, généralement lisse, un
peu luisante même, sauf les cas où du sang ou un mucus
sanguinolent et purulent la recouvre; au contraire, la
surface de la couche épaisse qui forme la sérotine dans ces
conditions est rugueuse, comme tuberculeuse, ou irrégu-
lièrement mamelonnée çà et là. Elle est d'aspect pultacé ou
muqueux, ramollie, facile à enlever par le râclage ; sa couleur est d'un brun rougeâtre ou grisâtre, tirant quelque-

fois sur le noir; d'autres fois, au sommet des irrégularités
ou saillies de la surface et même d'une manière uniforme,
elle prend une teinte grise par suite d'une véritable mor-
tification. « Dans les autopsies de fièvres puerpérales, j'ai vu
souvent, continue le même auteur, cette couche rugueuse
ou à surface floconneuse, noirâtre, pultacée, prise pour des
restes de placenta fœtal adhérents à l'utérus et en voie de
décomposition, par des personnes qui n'étaient pas au courant des faits précédents. On trouve en effet cette couche
plus ou moins ramollie et putréfiée dans les conditions
précédentes. Plus l'époque de la mort est éloignée de celle
de l'accouchement, plus les restes de la caduque inter-
utéro-placentaire diminuent d'étendue et d'épaisseur, plus
ils se ramollissent. Mais, lors même que leur disparition
graduelle s'est complétée, la position occupée autrefois
par cette couche reste longtemps reconnaissable, parce que
la muqueuse nouvelle qui la remplace est plus rugueuse et
plus saillante que celle qui occupe le reste de la surface
utérine et qui avait commencé à se produire avant l'accouchement. »

SECONDE PARTIE

Soins, régime et hygiène de la femme
en couches.

En m'occupant des phénomènes physiologiques de l'état
puerpéral, j'ai fait connaître les indications spéciales dont
chacun d'eux pouvait être la source. Mais il est encore
d'autres soins que réclame la nouvelle accouchée. De ces
soins, les uns veulent être mis en usage aussitôt après la
délivrance, les autres sont d'une application moins pres-
sante. Je traiterai des premiers sous le titre de *Soins immé-
diats*, j'étudierai les seconds sous le nom de *Soins consécutifs*.

A. *Soins immédiats.*

La délivrance étant terminée, tant que le sang coule
abondamment, on laisse la femme sur le lit de travail; et
le premier devoir de l'accoucheur, après l'expulsion de l'arrière-faix, doit être de constater l'état de la matrice. A
mesure, en effet, qu'elle a chassé de son sein le produit de
la conception, la matrice, en vertu de ses propriétés rétrac-
tiles, est revenue sur elle-même. Sa cavité a diminué d'é-
tendue, et on la sent facilement à un travers de doigt au-
dessus de l'ombilic, dure, petite, facile à reconnaître à
travers les parois abdominales. Dans cet examen il existe
pourtant une source d'erreurs qu'on a rarement signalée.
Je veux parler du point ombilical, dont la position varie
avec la constitution physique de la femme. Chez les unes,
l'ombilic se trouve relativement près du pubis; chez les

autres, il en est très-éloigné, et, si le médecin ne tient pas compte de cette différence, il arrive à trouver un utérus trop volumineux ou trop petit. Il faudrait donc dans ces cas embarrassants associer au palper le toucher vaginal pour avoir une mesure rigoureusement exacte.

Lorsque la matrice est en bon état, elle forme, ai-je dit, une tumeur dure, dont la contractilité augmente à chaque douleur. Cette tumeur est inclinée légèrement, et on la trouve toujours dans l'hypochondre droit, si bien qu'on peut sur le cadavre faire une incision verticale et profonde, au milieu de la ligne blanche, sans blesser l'uterus (1).

La consistance et le volume de cette tumeur varient également suivant que la femme est primipare ou multipare, suivant le volume du fœtus, suivant aussi que la grossesse a été simple ou multiple. L'accoucheur a-t-il trouvé un corps mollasse, il faut tout mettre en œuvre pour en déterminer les contractions, sans quoi l'hémorrhagie est à craindre; a-t-il trouvé un déplacement, il doit y remédier le plus promptement possible. Si au contraire l'organe est en bon état, la main appliquée sur la région hypogastrique pratique simplement quelques frictions pour faciliter la contractilité utérine. On laisse la femme quelque temps encore sur le lit où elle est accouchée, et on s'assure de l'existence de l'enfant; on examine s'il respire convenablement, si des mucosités obstruent la bouche ou le pharynx; s'il y a imperforation des ouvertures naturelles, s'il existe quelque fracture ou quelque luxation. Puis on fait laver les parties génitales de la mère avec une décoction émolliente et mucilagineuse de guimauve, d'orge ou de lait, ou plus simplement avec de l'eau tiède. Les lotions

(1) Depaul, Leçons orales; 29 février 1868.

maintiennent la propreté et calment les douleurs qui suivent leur tiraillement.

On enlève ensuite à la femme les vêtements qui la couvraient pendant le travail, et qui sont souillés par le sang, la sueur, souvent même par les matières fécales. Peu importe la forme de ceux par lesquels on les remplace, pourvu qu'ils soient suffisamment chauffés, larges et faciles à changer ; cette toilette doit se faire avec une grande célérité pour que la femme reste le moins longtemps possible exposée à l'air. Par-dessus la chemise, on met généralement une camisole de coton, puis un fichu autour du cou, afin de garantir convenablement le haut de la poitrine, et pour soustraire l'accouchée à l'incommodité très-grande d'être ensevelie sous les couvertures.

Deux mots maintenant du lit sur lequel on va bientôt transporter l'accouchée, car on ne saurait apporter trop de soins à son arrangement, et la femmes aura toujours gré à l'accoucheur d'avoir pris ses mesures. On fera bien de le garnir d'une toile cirée et d'un drap plié en quatre ou, à son défaut, de toute autre pièce de linge qui pourra protéger les matelas.

Des alèzes seront disposées pour recevoir les lochies et de façon à pouvoir s'enlever facilement. Les draps, les couvertures, ainsi que la disposition des traversins ne réclament aucuns soins spéciaux ; ils seront seulement en rapport avec la saison et les habitudes de l'accouchée. On prend ensuite celle-ci sur les bras et on la transporte de son lit de travail sur celui qu'on vient de préparer et qu'elle doit occuper pendant tout le temps des couches. Il est des femmes qui se croient assez fortes pour s'y transporter sans secours ; mais, sous aucun prétexte, le médecin ne doit se prêter à une pareille imprudence. Les nouvelles accouchées

qui agissent ainsi s'exposent au renversement, à l'anté-
flexion, à la rétroflexion, à la descente de matrice et à mille
autres accidents de ce genre (Velpeau). Sur 100 déplace-
ments de l'utérus, il en est peut-être 95 qui reconnaissent
cette cause (Joulin) (1). On doit donc prévenir les femmes des
dangers auxquels elles s'exposent et détruire en elles toute
idée de résistance.

Le bandage de corps que l'on met autour de l'abdomen
n'a pas, comme on le croit généralement, la propriété de
faire disparaître les plis qui siégent sur la peau du ventre
après l'accouchement, et quelques femmes, par un sentiment de coquetterie mal entendu, voudraient qu'on les
serrât outre mesure ; mais il ne faut pas écouter de pareilles
demandes, qui, au lieu du résultat désiré, pourraient bien
amener des accidents fâcheux. Le but qu'on se propose par
l'application du bandage est de suppléer à la compression
exercée pendant si longtemps par le fœtus, et de prévenir
l'afflux et la stase des fluides dans les parois utérines, d'ob-
vier aux syncopes et de diminuer les tranchées.

Par le fait de l'accouchement, les parties contenues dans
l'abdomen se trouvent tout à coup soustraites à une pression exercée par l'utérus, qui avait été croissant depuis
l'époque de la conception jusqu'aux limites extrêmes de la
grossesse. Les parois du ventre, ne revenant que lentement
sur elles-mêmes, le mouvement de retrait de l'organe l'em-
porte de beaucoup sur elles, et, les organes digestifs étant
mal soutenus, il se fait une sorte de vide dans le tronc des
gros vaisseaux dont le calibre avait été diminué par la
pression qu'exerçait l'utérus. De là, comme l'avaient très-
bien observé Smellie, Baudelocque et Gardien, une grande
prédisposition aux hémorrhagies, à l'inertie de l'utérus,
aux inflammations, aux troubles fonctionnels du foie et des

(1) Joulin. Loc. cit.

intestins. De là, dit Van Swieten, les syncopes qu'on rencontre si fréquemment chez les nouvelles accouchées, mais qui, selon Desormeaux, dépendent aussi très-souvent de l'hystérie. De là enfin, d'après Stoll, la cause principale des péritonites puerpérales.

Pour qu'il soit complétement avantageux, le bandage doit être assez large pour comprimer également la région sous-ombilicale. S'il n'est pas appliqué avec un grand soin, il se roule bientôt en corde et devient plus nuisible qu'utile. Il comprime les parties qui lui sont sous-jacentes, apporte une entrave au retour facile du sang et devient souvent la cause d'une hémorrhagie. Certaines femmes, voulant éviter la mollesse et la flaccidité qui suivent la distension des seins, emploient dans ce but des topiques astringents maintenus avec une bande serrée. C'est encore là une pratique dangereuse. Baudelocque, dans son *Traité d'obstétrique*, cite à ce sujet deux observations remarquables : celle d'une jeune femme chez laquelle la compression de la région mammaire causa une suffocation très-alarmante, et celle d'une autre qui fut frappée d'apoplexie mortelle quatre jours après l'accouchement. Il faut donc interdire des moyens aussi funestes. On recouvre les parties génitales d'un linge plié en plusieurs doubles, qui doit être légèrement chaud et renouvelé dès qu'il est mouillé par les lochies, et on en continue l'usage pendant toute leur durée.

B. *Soins consécutifs.*

Température. Aération. — Tout ce qui avait servi à l'accouchement a disparu : la femme est au lit dans une chambre assez vaste dont on aura soin de renouveler l'air, et dont la température est modérée. Trop chaude, en effet, on aurait à craindre qu'elle fît naître des pertes ; trop froide, elle pourrait exercer de l'influence sur l'écoulement des lochies.

Dans les pays chauds et dans les climats tempérés exempts de vicissitudes, les accouchées éprouvent peu d'accidents. Dans les pays froids, au contraire, et surtout dans ceux où le climat est variable, où l'air passe tout à coup d'une température élevée à une beaucoup plus basse, de la sécheresse à l'humidité, on voit fréquemment se développer après l'accouchement des accidents graves. Le médecin doit donc mettre tout en usage pour prévenir les effets de ces vicissitudes. Il y parvient en plaçant la femme, comme je l'ai dit, dans une chambre vaste, bien aérée et modérément chauffée. Ant. Petit recommande d'entretenir du feu dans la chambre des femmes en couche, même pendant l'été : « C'est, dit-il, un ventilateur perpétuel très-salutaire. » Mais il devient nuisible dans les saisons chaudes par la chaleur qu'il occasionne. J'ai déjà dit qu'une température trop élevée dispose aux pertes, j'ajoute qu'elle procure des sueurs affaiblissantes et rend l'impression du moindre froid beaucoup plus vive. Elle ne doit donc pas dépasser 15 à 20 degrés. Mais, en règle générale, il faut s'en rapporter aux sensations qu'éprouve la femme.

Si grande que soit la propreté, il s'élève toujours du lit de l'accouchée des émanations fétides qui forment bientôt autour d'elle une atmosphère infecte très-dangereuse, si l'on n'y remédie par des renouvellements. Mais ils exigent de grandes précautions : il faut prendre garde d'exciter ces courants d'air et de reproduire, en les opérant, les vicissitudes qu'on cherche à éviter avec tant de soins.

Ainsi, avant d'ouvrir les croisées de l'appartement, on ferme exactement les rideaux du lit, qui dans tout autre moment doivent être ouverts, crainte de renfermer la femme dans une atmosphère trop promptement altérée par sa respiration et les émanations qui s'exhalent de la surface de son corps et des linges humectés continuellement par les lochies. Les épidémies si fréquentes et si funestes dans les grands hôpitaux où l'on admet les femmes en couche, prouvent assez le danger de telles émanations. Dans un mémoire intéressant que vient de publier un médecin habile des hôpitaux de Paris, M. le Dr Empis, l'aération est regardée comme de la première importance : « Dès le matin, on ouvre largement toutes les fenêtres, une première fois pendant qu'on s'occupe à relever les rideaux et à préparer les brancards pour faire le lit des nouvelles accouchées; puis, au bout d'une demi-heure environ, alors que l'air a été presque complétement renouvelé une première fois, on referme les fenêtres et l'on s'occupe de la toilette des femmes en couche, de leur changement de linge, de leur lit, etc. Aussitôt ce travail terminé, on ouvre largement une seconde fois la totalité des fenêtres de la salle et on la nettoie. Pendant tout le reste de la journée et de la nuit, deux, trois ou quatre fenêtres sont simultanément ouvertes, de manière que l'air extérieur circule incessamment dans toute la salle. » M. Empis assure que, depuis qu'il a institué ce système d'aération directe dans ses salles d'accouchements de la Pitié, il n'a vu survenir chez ses femmes en couche, ni rhume, ni bronchite, ni pneumonie, rien, en un mot, qui pût faire douter un seul instant de l'innocuité de l'aération directe.

Toilette, lotions, bains. — Il faut maintenir autour de l'accouchée la propreté la plus minutieuse. Il faut changer les linges dès qu'ils sont mouillés par les lochies et la sueur ; mais il faut le faire avec beaucoup de précautions, et dans les moments où l'on a le moins à redouter l'impression de l'air ; puis choisir des linges bien secs et légèrement chauds. On pourrait même, dès les premiers jours, lorsque tout s'est passé dans l'ordre naturel, transporter la femme avec soin sur un lit portatif qu'on a placé près du sien afin de remuer ses matelas et les changer s'il en est besoin.

Les parties génitales seront lavées au moins trois fois par jour, au moyen d'une éponge souple et fine et avec de l'eau tiède ; il faut très-rarement avoir recours aux décoctions astringentes. Il est peu fréquent que les bains soient nécessaires après l'accouchement. Dans le cas où ils sont utiles, ils sont nécessités par quelques accidents : or il n'entre point dans mes vues de les considérer ici. Je ferai remarquer seulement que s'ils sont indiqués ils doivent être pris à côté du lit de l'accouchée, et avec les plus grandes précautions. Mais, à la fin des couches, lorsque la femme est rétablie, les bains sont très-utiles, car ils agissent comme rafraîchissants et comme moyens de propreté, en débarrassant alors la surface de la peau du sédiment qui la recouvre et qui provient de la transpiration, si abondante pendant les couches.

Régime, alimentation. — La nature et la quantité des aliments dont une accouchée doit faire usage, offrant les plus grandes variétés, suivant sa constitution, ses habitudes et son appétit, il est difficile de prescrire d'une manière générale ceux qui doivent composer sa nourriture. Certains accoucheurs veulent que la femme observe une diète absolue. « Il vaut mieux, disait Ant. Petit, pécher par défaut que par excès. » Les Allemands ont conservé ce précepte ;

ils maintiennent le régime de la diète jusqu'au neuvième jour, et Kilian, en visitant la Clinique, manifestait, il y a trois ans, son étonnement à propos de l'alimentation, qu'il considérait comme une grande hardiesse thérapeutique.

L'accouchée se trouve pourtant placée dans des condiions particulières d'affaiblissement, car l'accouchement augmente l'anémie par les hémorrhagies de diverses natures qui en sont la conséquence, et dont l'influence est d'autant plus grave qu'elle s'exerce sur une organisation déjà profondément atteinte.

M. Jacquemier qui trouvait du souffle 1 fois sur 4 chez des femmes enceintes, ne le retrouve plus que 1 fois sur 6 chez les femmes récemment accouchées, et 1 fois sur 35 chez celles qui sont arrivées à une époque éloignée de 'accouchement.

Les quelques expériences auxquelles je me suis livré dans divers services de femmes en couche, m'ont toujours donné du souffle presque 1 fois sur 3 immédiatement après la délivrance; plus tard la fréquence diminuait et coïncidait avec celui énoncé par M. Jacquemier.

Je me demande maintenant si l'état particulier des personnes qui viennent accoucher dans les hôpitaux ne serait pas une cause de la différence que j'ai signalée : je le croirais assez volontiers. De tout ceci, il résulte que la femme se trouve dans un état profond d'anémie et de faiblesse, et qu'il faut, par conséquent, l'assimiler à un convalescent auquel une alimentation bien ordonnée et progressivement croissante sera plus utile que la diète. Legroux, médecin de l'Hôtel-Dieu, a montré le premier que non-seulement il n'y avait aucun danger, mais plutôt avantage réel à permettre aux nouvelles accouchées une alimentation abondante. Aussi donnait-il des potages et des soupes aux

femmes de son service dès le premier jour de leur accouchement, et deux portions d'aliment le troisième jour.
« J'ai imité sa pratique depuis plusieurs années, dit le
Dr Tarnier (1), et je n'ai eu qu'à m'en louer. Immédiatement après l'accouchement, je prescris donc du bouillon
par petites tasses, mais à discrétion. Le lendemain, j'ac-
corde quelques aliments solides : un œuf ou une côtelette,
par exemple, avec du pain et de l'eau rougie. Après la sécrétion du lait, les femmes peuvent reprendre leur régime
ordinaire.

Boissons, sueurs. Il faut s'abstenir aussitôt après la
délivrance de faire prendre à la femme des rôties au
sucre ou des liqueurs spiritueuses pour relever ses forces,
Ces moyens fort usités en Angleterre peuvent amener une
fièvre accidentelle très-grave.

La boisson classique des femmes en couche est l'infu-
sion de tilleul et de feuilles d'oranger, mais on n'a aucune
raison de la préférer à toute autre qui serait désirée. Le
bouillon de poulet conseillé quelquefois est une boisson plus
nutritive que rafraichissante.

Une transpiration régulière favorise souvent ce rétablissement de la santé ; il faut donc couvrir suffisamment la
femme pour entretenir une douce chaleur, mais il faut éviter ces précautions exagérées qu'on a dans les villes surtout, où l'on accable les femmes de couvertures pesantes,
elles ont l'inconvénient de procurer des sueurs affaiblissantes, d'exagérer la susceptibilité de la femme et de l'exposer à la moindre vicissitude atmosphérique, aux effets
d'une suppression de cette évacuation importante. C'es

(1) Cazeaux, Traité d'accouchements ; 7e édition, par Tarnier.

pour la même raiso que qu'il faut s'abstenir de ces boissons
actives, de ces diaphorétiques conseillés chez les femmes
qui ne nourrissent pas, pour prévenir les maladies attri-
buées à la présence du lait.

Constipation, lavements. Il n'est pas rare de voir la
constipation, si fréquente pendant les derniers temps de la
grossèsse, persister après l'accouchement, pendant quatre,
six et même huit jours. Levret regarde cette constipation
comme d'un bon augure, si tout, d'ailleurs, se passe convenablement. « Au contraire, dit-il, la diarrhée est toujours
d'un présage sinistre. » Si la femme ne va pas à la selle
dans les premiers jours qui suivent l'accouchement et qu'il
n'en résulte aucun état de gêne, aucun symptôme fâcheux, il
faut attendre le troisième où le quatrième jour ; et si alors,
la réaction mammaire étant passée, cette évacuation n'a
pas lieu, il faut prévenir une constipation qui pourrait devenir opiniâtre et donner lieu, en se prolongeant, à de la
fièvre, de l'anxiété, de l'insomnie, quelquefois même à un
sentiment de pesanteur, à une véritable douleur dans une
des fosses iliaques.

Pour cela on a recours à des lavements d'abord simples
puis rendus légèrement laxatifs par l'addition de 30 à 40
grammes de miel de mercuriale, une cuillerée de sel marin
ou une décoction de follicules de séné. Ces moyens presque exclusivement employés à la Clinique donnent toujours
de très-bons résultats.

Purgatifs, saignée. Les femmes sont encore généralement dans l'usage de se purger dès que les lochies sont
supprimées. Il est vrai qu'assez souvent les purgatifs sont
alors indiqués par l'état des premières voies ; mais s'il n'y a

pas d'indication, il est inutile et même dangereux d'y recourir. Cependant le préjugé a pris à cet égard tant d'empire, qu'il est prudent de purger, pour peu qu'il y ait indication, car s'il survenait quelque accident, on ne manquerait pas d'en accuser le défaut de purgation. Néanmoins il ne le faut faire qu'autant qu'il n'en peut résulter aucun inconvénient.

Concluons de tout ceci, qu'il n'est après l'accouchement aucune époque déterminée pour l'emploi des purgatifs, et qu'on peut les mettre en usage toutes les fois qu'ils sont indiqués, surtout chez les femmes qui n'allaitent pas leurs enfants, avec le soin de ne donner que de doux laxatifs.

Quant aux évacuations sanguines, la saignée est rarement nécessaire chez une femme en couche, comme moyen hygiénique. Si elle convient quelquefois, c'est pour remédier à certains accidents. Il serait cependant possible que des symptômes, précurseurs d'une congestion sanguine sur un organe important, comme le poumon ou le cerveau, en indiquassent l'usage : alors on la pratiquerait pour prévenir un accident fâcheux.

Allaitement. — J'arrive aux évacuations particulières aux femmes en couche. L'enfant ayant après sa naissance une constitution trop faible pour user des aliments dont nous nous nourrissons, la nature lui prépare un liquide approprié à la faiblesse de ses organes. Dès que l'accouchement a eu lieu elle dirige les fluides sur les mamelles, et la sécrétion du lait s'établit ; mais elle ne s'opère dans toute son activité qu'au troisième ou quatrième jour après l'accouchement. Alors les seins sont gonflés et légèrement douloureux ; mais ce symptôme est peu intense et quelquefois n'a pas lieu si la femme nourrit son enfant, parce qu'il dégorge les seins à mesure que le lait s'y accumule.

Cependant il est des cas où la sécrétion laiteuse est si abondante, que l'enfant ne peut suffire pour opérer le dégorgement des mamelles : alors la tuméfaction persiste si l'on n'a recours à la succion artificielle ; mais ces cas sont rares je dois le dire.

La femme qui remplit le vœu de la nature, qui ne refuse point à son enfant l'aliment préparé pour lui dans son sein, est exempte de la plupart des accidents qui dépendent de la sécrétion laiteuse, ou s'il s'en développe ils sont légers Mais toutes ne sont pas aptes à nourrir.

Il faut dissuader les femmes de nourrir quand elles sont d'une mauvaise santé habituelle, celles qui, trop jeunes, n'ont pas acquis le développement et les forces qu'elles doivent avoir; celles qui ont été épuisées par une grossesse pénible ou compliquée d'accidents ; les femmes prédisposées à la phthisie, à la scrofule, aux affections organiques, aux maladies mentales, à l'hystérie.

Il faut surtout proscrire la lactation chez les femmes qui, au lieu de prédisposition plus ou moins éloignée, ont une affection imminente ou déclarée; chez celles qui sont sujettes aux passions violentes ou entachées de syphilis. Je sais bien qu'il est encore un grand nombre de femmes qui, sentant que la nature les a faites pour être mères et pour en remplir les devoirs, voudraient être en état de suivre les mouvements de leur tendresse, mais cela n'est pas toujours possible : ainsi, à Paris, sur vingt femmes qui entreprennent d'allaiter leur enfant, plus de la moitié s'arrêtent en chemin, parce que leur nourrisson dépérit.

Chez les primipares, pour peu que l'enfant soit faible, le commencement de l'allaitement présente souvent des difficultés qui peuvent compromettre son existence. Si le mamelon est difficile à saisir, ou si l'enfant est faible, il s'épuise en efforts superflus, sans pouvoir prévenir, au moment de la *montée du lait*, la distension des mamelles qui efface le mamelon et rend la succion presque impossible, tant que la tension ne commence pas à diminuer et le lait à sourdre par les orifices des conduits lacticifères. Du reste, pendant le premier et une partie du second jour, la succion n'a guère d'autre résultat que de rendre saillant et d'assouplir le mamelon, et ne doit pas être trop répétée ni trop prolongée. L'enfant prend alors sa première médecine, car le lait qui s'écoule ou *colostrum* jouit d'une vertu délayante et purgative plus efficace et plus sûre pour nettoyer l'estomac et les intestins du nouveau-né, que les évacuants les mieux choisis; et ce lait qui les premiers jours est séreux, ténu, douceâtre, devient bientôt plus épais, acquiert plus de consistance, et ne tarde pas à devenir un aliment complet.

Il ne faut pas se contenter de dire à la jeune mère de donner à teter, il faut lui expliquer comment elle doit s'y prendre; car l'enfant pourrait s'épuiser en vains efforts sans apaiser sa faim. Le nouveau-né prend le bout de sein et fait des mouvements de succion. Aussitôt il faut observer si la déglutition se fait bien, ce que l'on reconnaît à une petite ondulation particulière de la peau, située au devant du larynx. Les enfants tettent généralement fort bien; il en est cependant auxquels il faut apprendre à teter. Il suffit pour cela de leur faire saisir le mamelon à pleine bouche, et de telle sorte que la langue l'embrasse par sa concavité. Souvent les narines sont appliquées sur le sein ou bouchées par des mucosités épaisses, qui sont un obstacle réel au passage de l'air; la succion serait impossible si l'on n'y remédiait aussitôt. Et si l'on veut se donner

la peine d'étudier avec soin les gestes et les petites manœu-
vres de l'enfant, on reconnaît que la nature ne l'a pas plus
négligé que les petits des animaux, et qu'il peut aussi bien
qu'eux avertir sa nourrice de la faim qu'il éprouve. Privé
de la parole et moins favorisé que l'animal, qui, le moment
d'après sa naissance, se traîne vers le mamelon de sa mère,
l'enfant fixe les yeux sur sa nourrice, et si celle-ci lui porte
le doigt dans la bouche, elle sent qu'il le lui presse avide-
ment avec sa langue et ses lèvres. Si elle lui présente le sein,
on voit la joie briller dans ses yeux; il saisit le mamelon, et
porte ses deux petites mains sur le sein, afin de hâter la
sortie du lait. Cette petite manœuvre est le signe sûr et in-
faillible de sa faim. On ne remarque rien de semblable quand
il pleure et qu'il se tourmente dans son berceau, sans avoir
fait précéder ces signes. Il ne prend le teton qu'avec peine, et
le quitte sans regret après en avoir tiré peu de lait, et en
trop petite quantité pour apaiser sa faim, si réellement elle
eût été la cause de son inquiétude. Du reste, comme nous
le disait M. le professeur Depaul dans sa leçon du 28 mars,
on ne peut mieux juger si l'enfant tette bien que par l'aspect des gardes-robes. Des *selles verdâtres*, séreuses, li-
quides, avec un anus envahi par une teinte rouge, indi-
quent que le lait est mauvais, alors même que la nourrice
aurait toutes les conditions requises de santé et de développement des seins, alors même que son lait fournirait les
meilleurs résultats à l'analyse chimique.

Repos au lit. — Après la délivrance, le repos est le
moyen le plus propre à réparer les forces épuisées par la
douleur et les efforts réitérés auxquels la femme s'est livrée
pendant le travail. Il faut donc éloigner de l'accouchée
tout ce qui pourrait troubler ce repos salutaire, éviter les

visites, éloigner l'enfant, détourner le zèle indiscret de tant de femmes qui veulent prodiguer à la mère des soins dont elle n'a pas besoin, dans un moment où le plus grand silence doit régner autour d'elle. Quelques heures de sommeil sont alors d'autant plus précieuses, qu'elle les a achetées par de plus longues souffrances. Smellie (1) recommande de garnir d'un tapis le parquet de la chambre, de graisser les loquets et les verrous des portes, d'en arrêter les marteaux, de détourner le son des cloches ; et si la chambre qu'habite l'accouchée est sur la rue, d'étendre de la paille sur le pavé pour prévenir le bruit des voitures, enfin de boucher les oreilles de la femme avec du coton.

Après ce premier sommeil, qu'il ne faut jamais interrompre, sous quelque prétexte que ce soit, l'accouchée doit rester tranquille dans son lit : toute son organisation a acquis une activité et des forces nouvelles ; mais il est inutile de lui défendre de changer de position avant le neuvième jour. Certainement il ne faut pas qu'elle se lève imprudemment ; mais elle peut, dans son lit, varier à son gré ses attitudes, toutes les fois que des accidents ne la condamnent pas à l'immobilité. Les femmes sont impatientes de se lever ; mais, quand la chose est possible, il faut exiger une quinzaine de jours de repos au lit ; encore faut-il que rien n'ait troublé la couche, et que la femme aille aussi bien que son état le permet. Au reste, il faut savoir consulter le thermomètre de l'accouchée, c'est-à-dire sa matrice.

Rétablissement de l'accouchée, relevailles. — Il est inexact de dire que l'utérus est rentré dans l'excavation pel-

---

(1) Traité d'accouchements, trad. de Depréville, liv. IV, p. 419.

vienne au bout de cinq jours et même de douze. M. Depaul nous a souvent montré l'utérus s'élevant au-dessus de l'ombilic quinze jours encore après l'accouchement. Il n'y a donc pas exigence de la part du médecin qui demande quinze jours de repos au lit. Cependant il ne faut pas que la femme se livre immédiatement à ses occupations habituelles, bien loin de là. Laisser lever une accouchée, c'est lui permettre de rester sur un fauteuil pendant une heure ou deux le premier jour, puis durant deux ou trois heures. Puis le troisième jour elle fait quelques tours dans sa chambre ; en un mot, elle doit rester levée autant que ses forces le lui permettent ; jamais elle n'en excédera la mesure. Ce genre d'exercice, répété tous les jours, ne contribuera pas peu à son rétablissement.

Mais à quelle époque une femme en couche pourra-t-elle s'exposer sans danger aux influences de l'atmosphère ? Ceci varie suivant la saison, l'état particulier de la femme, la durée des lochies, etc. Il est bien étonnant qu'un objet qui doit pour ainsi dire présenter autant de variétés que d'individus ait été assujetti par l'usage à des règles générales. Quoi qu'il en soit, en vingt ou vingt-cinq jours la femme est rétablie pour son ménage. Il en est pourtant qui ne sortent pas avant le retour des règles, avant cinq ou six semaines environ, et il est prudent que cette première sortie se fasse en plein air et vers le milieu de la journée. Au reste, cette première sortie doit être relative, comme je l'ai déjà observé à tant de circonstances, qu'il est impossible d'en déterminer l'époque d'une manière précise : il faut que l'accouchée consulte ses forces, mais qu'elle ne s'en laisse pas imposer par un état de faiblesse qui ne se dissipera par aucun moyen mieux que par l'exercice d'abord très-modéré.

Le repos laisse les forces dans un état de non-développe-
ment, de manière que tant que la femme se croit trop
faible pour s'exercer un peu, ses forces vont en s'affaiblissant de plus en plus ; tandis que si elle parvient à vaincre
la résistance qu'elle a pour le mouvement, elle sera bientôt
en état de reconnaître son efficacité. Cet exercice doit être
doux, tranquille, se prendre en plein air, et n'excéder jamais la juste mesure des forces. Les femmes en couche font
ordinairement de leur première sortie un acte religieux.
On ne peut s'empêcher de louer un tel usage ; mais il ne
faut pas perdre de vue que, si les temples du Seigneur
inspirent, par leur structure, la grandeur de l'Être qu'on y
adore, l'atmosphère qu'ils circonscrivent ne possède pas
toutes les conditions qu'exige celle dans laquelle doit se
plonger pour la première fois une femme qui sort de couches. Ces asiles sont spacieux, mais froids et humides, et
c'est assez dire qu'ils réunissent toutes les conditions les
plus favorables au développement des maladies inflammatoires si communes à cette époque de la vie. Je suis bien
éloigné de proscrire l'abolition de cet usage religieux, mais
je ne puis m'empêcher d'observer qu'une promenade à la
campagne, au milieu d'un air libre échauffé par les rayons
du soleil, serait bien plus conforme aux règles de l'hygiène. Or, le médecin prudent doit conseiller et faire observer aux femmes en couche les règles les plus strictes
d'une hygiène sage et protectrice.

Les écarts de régime, le moindre refroidissement, une
sortie prématurée, tant que les règles ne sont pas revenues,
exposent les femmes, affaiblies qu'elles sont dans l'état
puerpéral, indépendamment de la *fièvre puerpérale* et de
la métro-péritonite, à toutes les autres phlegmasies, telles
que la pneumonie, la pleurésie, le rhumatisme, etc. ; et il

faut avoir bien présent à l'esprit que dans l'état puerpéral il y a une grande tendance à la suppuration, et que par cela même toute maladie, à cette époque, prend très-souvent la forme purulente.

Impressions morales. — La susceptibilité d'une femme en couche est si grande, qu'on doit surveiller avec le plus grand soin toutes les impressions que font sur ses sens les choses environnantes, et modérer tous les mouvements de son âme : c'est un point dont l'utilité est reconnue depuis bien des siècles. Les Romains suspendaient une couronne à la porte des accouchées, pour qu'on respectât leur domicile, « *foribus suspende coronas.* » A Harlem, il y avait une loi qui défendait aux créanciers et aux agents de la justice d'entrer dans la maison qu'habitait une femme en couche. Ceci nous prouve toute l'importance que mettaient les anciens à éloigner d'elles tout ce qui pouvait leur causer des impressions morales.

Après l'accouchement, la femme veut savoir le sexe de son enfant ; il est prudent qu'elle ne l'apprenne que lorsqu'elle est délivrée, surtout si elle désirait plus ardemment un sexe que l'autre. Si le nouveau-né offre quelque difformité, il faut bien se garder de le faire voir à la mère. On doit y préparer son esprit, lui laisser entrevoir avec ménagement la vérité, l'y amener insensiblement, la consoler, en amoindrissant à ses yeux le vice de conformation et en lui annonçant qu'il diminuera avec l'âge.

L'impression d'une lumière vive est ordinairement fatigante ; c'est pourquoi on ne doit laisser pénétrer pendant le jour dans l'appartement de l'accouchée qu'une douce clarté, parce que l'obscurité favorise le sommeil. La plus grande tranquillité est aussi indispensable ; un bruit subit et imprévu peut causer une impression fâcheuse. On évitera toute conversation à voix haute, capable de fatiguer la femme, et surtout celle à voix basse, qui l'inquiéterait bien davantage.

Il ne faut introduire dans l'appartement d'une femme en couche aucune substance odorante, pas même la plus suave. La simple odeur d'un bouquet de roses ou de violettes suffit pour donner naissance à de violents maux de tête, et même à des accès d'hystérie. Une femme nouvellement accouchée doit s'interdire tout ce qui est capable de fixer trop fortement son esprit; elle s'abstiendra des lectures propres à émouvoir sa sensibilité. On devra la délivrer des soins du ménage et de toute inquiétude; elle ne doit s'occuper, en un mot, que de son rétablissement et des choses qui peuvent la distraire agréablement sans lui occasionner aucune fatigue. Il ne faut rien négliger pour qu'elle conserve cette douce tranquillité sans laquelle on a tout à redouter. Si elle a des craintes sur son état, il faut les faire disparaître, lui faire voir son erreur, l'en convaincre, ses craintes fussent-elles fondées. C'est qu'en effet toutes les affections vives de l'âme sont très-pernicieuses aux femmes en couche : elles ont le système nerveux si exalté, que la cause la plus légère en apparence suffit quelquefois pour produire une impression très-vive.

Il faut donc que les personnes qui entourent l'accouchée écartent avec adresse tout ce qui peut l'affecter agréablement ou désagréablement. Il convient d'éloigner les nombreuses visites, ces sociétés dans lesquelles se trouvent toujours quelques personnes imprudentes qui racontent sans ménagement des événements fâcheux. Il faut éviter qu'elle apprenne la mort d'un parent, d'une amie, de quelqu'un qui lui était chère, d'une femme en couche; des nouvelles agréables ne doivent être annoncées qu'avec la plus grande circonspection ; il faut les laisser, pour ainsi dire, deviner, afin que l'impression soit moins vive : ce n'est pas le cas de causer des surprises agréables, comme on le fait trop souvent.

Enfin, comme le retour des règles ne se fait que cinq ou six semaines après l'accouchement, la femme doit éviter les rapports conjugaux, que Galien proscrit en ces termes :

« A venere omnino abstinere jubeo omnes mulieres quæ « pueros lactant ; nam et menses viri consuetudine provo- « cantur et lac odoris gratiam in deterius mutat. Quin « etiam aliquæ in utero concipiunt, quo nocentius puello « adhuc lactanti nihil est » (1).

(1) Galien, De sanitate tuendâ, lib. II.

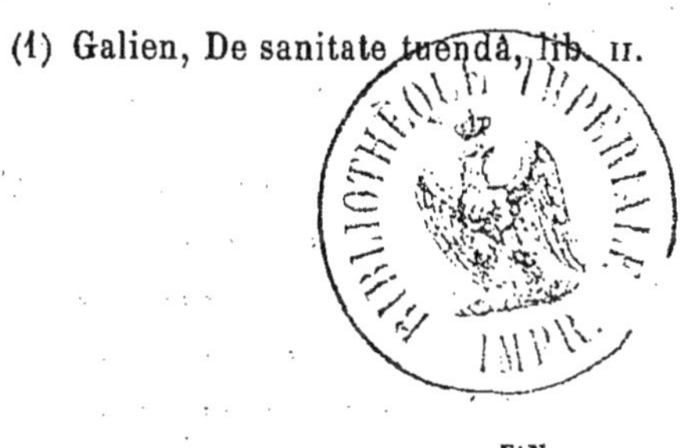

FIN

A. PARENT, imprimeur de la Faculté de Médecine, rue Mr-le-Prince, 31.

TABLE DES MATIÈRES